かんたん カーボフラッシュカード

デザート編

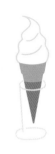

大阪市立大学大学院医学研究科発達小児医学
大阪市立大学医学部附属病院栄養部 編

クリニコ出版

JN080205

編者・執筆者一覧

大阪市立大学大学院医学研究科発達小児医学
大阪市立大学医学部附属病院栄養部

責任編集

川村　智行　大阪市立大学大学院医学研究科発達小児医学 講師

執　筆　者

川村　智行　大阪市立大学大学院医学研究科発達小児医学 講師
広瀬　正和　D Medical Clinic Osaka 院長
藤本　浩毅　大阪市立大学医学部附属病院栄養部 管理栄養士
野井　香梨　大阪市立大学医学部附属病院栄養部 管理栄養士

目 次

● 1　洋菓子

1　ホットケーキ
2　マフィン
3　フルーツケーキ
4　ベルギーワッフル
5　ワッフルクリームサンド
6　ケーキドーナッツ
7　イーストドーナッツ
8　チョコドーナッツ
9　あんドーナッツ
10　スコーン
11　チーズケーキ (スフレ)
12　アップルパイ
13　ショートケーキ (いちご)
14　チョコケーキ
15　ガトーショコラ
16　ロールケーキ
17　フルーツタルト
18　ミルフィーユ
19　モンブラン

20　クレープ
　　(チョコ・バナナ・いちご)
21　ミルクレープ
22　バウムクーヘン
23　シフォンケーキ
24　シュークリーム
　　(カスタード・ホイップ
　　クリーム)
25　カヌレ
26　ティラミス
27　ラスク
28　クッキー
29　フロランタン
30　ラング・ド・シャ
　　(チョコレートサンド)
31　ビスケット
32　リーフパイ
33　マカロン
34　フィナンシェ

35　ウエハース
　　(クリーム入り)
36　ソーダクラッカー
37　ポップコーン
38　ポテトチップス
39　チョコレート
40　生チョコレート
41　プリン
42　ムース
43　フルーツゼリー
　　(みかん)
44　杏仁豆腐
45　ソフトクリーム
46　アイスクリーム
47　シャーベット
　　(レモン)
48　果汁アイスバー
49　かき氷
50　チョコレートパフェ

3

2 和菓子

3 その他のお菓子

4 乳製品・飲み物

5 果物

6 菓子パン

● a. カーボフラッシュカードについて

このカーボフラッシュカードは，糖尿病食事療法の一環としてカーボカウント法を行う上で，食品中のカーボ量を見た目から読み取ることができるようになるための教材として作成しました。

カーボカウントとは，炭水化物（カーボハイドレート）を計測（カウント）するという意味です。食後1〜2時間の血糖値を上昇させるのは食品中の炭水化物であるということから，糖尿病の食事療法として，食品中の炭水化物の含有量を読み取ることで血糖コントロールに役立てようという考え方です。

くわしくは，『さらにかんたん！　カーボカウント』（クリニコ出版）をお読みいただきたいと思います。

注意点

このカードに書かれているカーボ量は，写真の食品中のカーボ量であり，実際の食品とは異なることがあります。調理方法や食材の使い方で，実際のカーボ量には違いがありますので注意してください。

● b. カーボフラッシュカードの使い方①

炭水化物には，血糖に直接関係のある糖質と関係しない食物繊維が含まれます。カーボフラッシュカードでは，糖質10gを1カーボとしています。0.5カーボごとに示していますので，たとえば23gの糖質は2.5カーボというように記載しています。

（カーボカウントを，糖質のgで計算し，糖質／インスリン比を用いている方は，カーボ(量)×10(g)でお考えください）表面には，食品とその重さを記載しています。何カーボ含まれているのか考えてください。

食品名

21　ミルクレープ

皿：16cm×16cm

食品の写真

（参考：ヤマザキ）

重さ　約110g

皿の大きさ：基本的には下記に記載しているようにスケールを目安にしてください。スケールでサイズがわかりにくいものは皿の大きさを参考にしてください。

スケール：食品の背景の線は1マスが縦5.5cm×横8.5cm（クレジットカードと同等）の大きさです。食品の大きさの参考にしてください。

メーカー名（一部の食品）：実際に売っている食品を手に取っていただき、大きさの参考にしてください。

b. カーボフラッシュカードの使い方②

裏面には, 以下の図のようにさまざまな情報を記載しております。

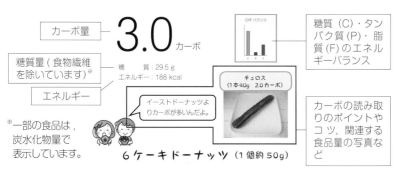

※炭水化物表記をしている食品は, メーカーの栄養成分表示に準じています。

ミシン目を切り離してフラッシュカードとして, またトランプやカルタの感覚で, 遊びながら練習してみてください。たとえば, カードを配って正確にカーボ量を読み取ることを競うなどして, 遊ぶこともできます。

c. カーボ量の意味

同じカーボ量であれば, 食品が変わっても血糖値に与える影響力はほぼ同じであると考えます。また, カーボ量に比例して, 食後の血糖値上昇は大きくなります。
2型糖尿病の方は, 1食のカーボ量をそろえて食べるように心がけることで, 血糖値を調整できるようになります。つまり, カーボ量を調整すれば, 食品の種類を選択する自由度が広がるということにもなります。
また, 食事前に速効型や超速効型インスリンを打っている場合は, そのインスリン量はカーボ量でほぼ決まります。

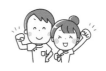

● d. カーボ量を読み取るためのコツ

下のグラフは各食品の重さに対して含まれる糖質の割合を縦軸に，脂質の割合を横軸に示しています。原則として，食パンやロールパン，菓子パンなどは重さの約半分が糖質です。ロールパンを比較として◆で表示しています。

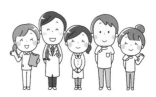

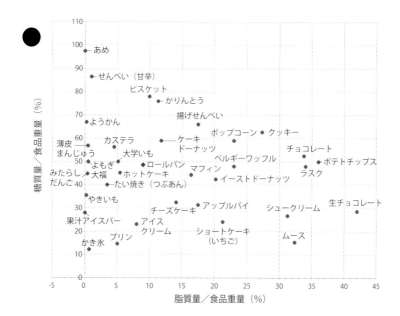

＜和菓子・洋菓子・お菓子＞

キャンディやラムネ・ガムなどの砂糖菓子は 90 ～ 100% が糖質です。
洋菓子には脂質が含まれており，その分ロールパンと比較して，糖質量は食品の重さの 20 ～ 40% と少なくなります。
グラフからわかるように和菓子は洋菓子ほど脂質が含まれておらず，糖質の割合が多くなります。
脂質が多いとカロリーは高くなり，血糖の上昇速度はゆっくりになります。
チョコレートなどの脂質の多い食品は低血糖時の補食には向かないです。
カットケーキやドーナッツは 1 個（1 切れ）2.5 カーボ，プリンやムースなどのデザート菓子は 1 個 1.0 カーボ，クッキーやビスケット類は 1 枚 0.5 カーボ，だんごは 1 串 2.0 カーボ，大福・もち・まんじゅうは 1 個 3.0 カーボを目安にしてください。
和菓子によく使用されるあんは OK サイズ 1 個分（約 40g）がおよそ 2.0 カーボなので参考にしてください。
大きさや量，店によっても変わるほか，それぞれ食品によって差もありますので，この先のページで確認してください。

＜乳製品・飲み物＞

牛乳・乳製品，スポーツドリンクは重さに対して糖質は 5% です。
それ以外の甘い飲料は食品重量に対して糖質が 10% 以上のものが多いです。

＜菓子パン＞

菓子パンは重さの約半分が，メロンパンやシナモンロールなどは重さの 60% が糖質です。また，デニッシュや生クリームを使った菓子パンでは糖質の割合が少なく，40%以下になります。

＜果物・いも＞

果物は OK サイズ 1 個分が 0.5 カーボになります。
ただし，缶詰の果物にはシロップ分の糖質が増えるので注意しましょう。
また，ドライフルーツは同じ重さで比較すると糖質の割合が増えます。
いもは OK サイズ 1 個分で 0.5 カーボですが，さつまいもは糖質が多いため 1.0 カーボになります。ただしスイートポテトや大学いもなどは，脂質を多く含む分，同じ重さで比較すると糖質の割合は減ります。

●大きさ，量の読み取り方

小学 6 年生の子どもや身長 160 cm の女性のにぎりこぶしは約 200 mL，身長 170 cm 程度の男性で 300 mL，身長 180 cm の男性で 400 mL です。食品の見た目を自分のにぎりこぶしと比較することで，大きさ（量）を読み取ることができます。このように，大きさ，量を見た目から当ててみることも練習してみてください。

● e. １型糖尿病の基礎インスリンと追加インスリン

１型糖尿病では，インスリン分泌がほとんどなくなっている方の場合，放置しておくと食事をしなくても血糖値は自然と上昇していきます。したがって，持効型インスリンを注射することや，インスリンポンプで持続的にインスリンを注入することで，食事をしないときは血糖値ができるだけ一定になるように調整します。このような血糖値を維持するためのインスリンを基礎インスリンとよびます。カーボカウントを上手に行うためには，まずこの基礎インスリンがうまく調整できていることが必要です。

一方，食事や血糖値に応じて必要なインスリンを追加インスリンと呼びます。追加インスリンには，食事に必要な糖質インスリンと，血糖値を補正するための補正インスリンがあります。

糖質インスリンを計算するためには，インスリン / カーボ比を用いて計算し，補正インスリンは，インスリン効果値を用いて計算します。以下に，インスリン / カーボ比とインスリン効果値を説明します。

● f. インスリン / カーボ比①

インスリン / カーボ比とは，1.0 カーボ当たりに超速効型インスリンが何単位必要なのかということを示します。たとえば，インスリン／カーボ比が 1.5 であり，食品中に 6.0 カーボ含まれている場合は，1.5 × 6.0 ＝ 9 となるので，9 単位のインスリンを打ち食事をすればよいということになります。

患者さんによってインスリン / カーボ比は異なりますが，１日インスリン量が 30 単位以上の方は 1.0 で，それより少ない１日インスリン量の方はその半分の 0.5 で始めてみてください。そこから血糖値に応じてインスリン / カーボ比を調整していきます。

できるだけ計算しやすい数値で始めてみるのがカーボカウントを行うコツです。

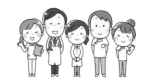

f. インスリン／カーボ比②

インスリン／カーボ比が合っているかどうかは，実際に使ってみて調整します。たとえば，食前の血糖値が 100 mg/dL 程度のときにインスリン／カーボ比 1.0 で，8.0 カーボの食事のために 1.0 × 8.0 = 8 なので 8 単位のインスリンを打って食事をします。血糖値は，食後 1〜2 時間に上昇して，4〜5 時間後に 100 mg/dL 程度まで戻っていれば，インスリン／カーボ比 1.0 で合っています。150 mg/dL 以上に上がっていればインスリンが足りなかったので，インスリン／カーボ比 1.2 程度に変更します。60 mg/dL 以下に下がっていれば多すぎたので，インスリン／カーボ比 0.8 程度に変更します。このように血糖値の変動を見ながら，インスリン／カーボ比を調整していきます。

なお，インスリン／カーボ比は，同じ患者さんでも朝食時，昼食時，夕食時など時間帯によって異なります。また体調，気候，運動などによっても調整が必要です。

g. インスリン効果値

インスリン効果値は，超速効型インスリン 1 単位で 4〜5 時間後に血糖値がどの程度低下するかを示す指標です。高血糖のときに，インスリン効果値を使って補正インスリンを計算します。

インスリン効果値は，1 日のインスリン量が 30 単位以上の方は，インスリン効果値 50 程度の方が多いです。1 日インスリン量が少ない患者さんは，インスリン効果値 100 で使い始めてください。

補正インスリンの計算は，（現在の血糖値−目標血糖値）÷インスリン効果値となります。たとえば，現在の血糖値が 250 mg/dL で目標血糖値が 100 mg/dL，インスリン効果値を 50 とすると，(250 − 100) ÷ 50 = 3 となりますので，3 単位の補正インスリンの追加で，4〜5 時間後には 100 mg/dL になると考えます。

このように追加インスリンは，食事のためのインスリンとして，糖質インスリン＝食品中のカーボ量×インスリン／カーボ比で計算し，血糖値のための補正インスリンとして，（現在の血糖値−目標血糖値）÷インスリン効果値というように，それぞれ別々に計算して糖質インスリン＋補正インスリンを合計して追加投与します。

※詳しくは，『さらにかんたん！ カーボカウント』（クリニコ出版）をお読みいただきたいと思います。

● h.　おわりに

糖尿病の血糖管理には，食事中の糖質量を知ることがとても大切です。『かんたん カーボフラッシュカード デザート編』は食品の写真とその裏面にはカーボ量（糖質量，1.0 カーボ＝糖質 10 g），エネルギー量，糖質（C）・タンパク質（P）・脂質（F）のエネルギーバランスを 1 枚のカードにコンパクトにまとめました。食品中の糖質量を見た目から読み取る練習にお使いください。切り離してカードにすることで，ゲーム感覚で気軽に楽しみながらカーボカウント法が身につけられます。患者さんとそのご家族，医療関係者の方々にぜひ手にとっていただきたいと思います。

●

MEMO

簡単なカーボの読み取りのコツ～ OK サイズを使って～

- 果物は OK サイズ 1 個分で 0.5 カーボ
- いも・かぼちゃ・くりは OK サイズ 1 個分で 0.5 カーボ
- さつまいもは糖質が多いため OK サイズ 1 個分で 1.0 カーボ
- あん（砂糖添加）は OK サイズ 1 個分で 2.0 カーボ

いも 0.5 カーボ

さつまいも 1.0 カーボ

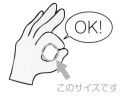

OK!

このサイズです

あん 2.0 カーボ

1 洋菓子

ケーキ・ペストリー類
ビスケット類
スナック類
チョコレート類
デザート菓子類
その他

● 1　ホットケーキ

皿：16cm×16cm

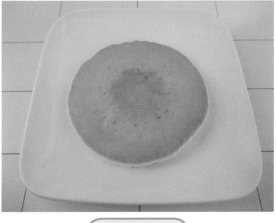

1枚50g

● 2　マフィン

皿：16cm×16cm

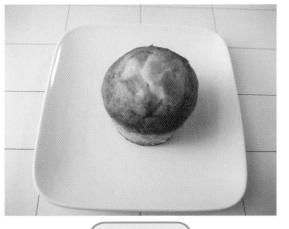

1個70g

洋菓子

1

2.5 カーボ

糖　　質：22.6 g
エネルギー：130 kcal

メープルシロップ 20g をかけると 1.0 カーボ追加だよ。

スフレパンケーキはホットケーキより粉の量が少なく卵をたくさん使うから，カーボは少なくなるよ。

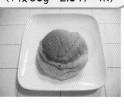

スフレパンケーキ
（1枚60g　2.0カーボ）

1 ホットケーキ（1枚50g）

洋菓子

1

3.0 カーボ

糖　　質：31.0 g
エネルギー：250 kcal

中に入る具材やトッピングによってはカーボも増えるよ。

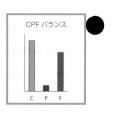

チョコマフィン
（1個85g　3.5カーボ）

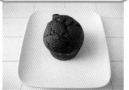

2 マフィン（1個 70g）

16

● 3 　フルーツケーキ

皿：16cm×16cm

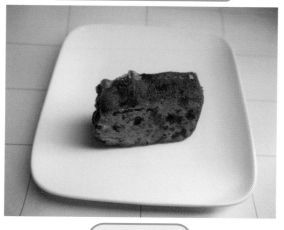

1個 70g

● 4 　ベルギーワッフル

皿：16cm×16cm

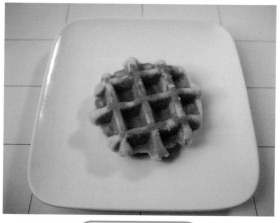

1個 約 50g

（参考：マネケン）

洋菓子

2.5 カーボ

糖　　質：22.7 g
エネルギー：234 kcal

パウンドケーキともよばれているよ。

他の果物やナッツを入れても同じ重さならカーボはそれほど変わらないよ。

3 フルーツケーキ（1 個 70g）

洋菓子

2.5 カーボ

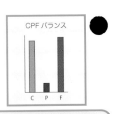

糖　　質：24.0 g
エネルギー：217 kcal

ベルギーワッフルはイーストで発酵させて膨らませているよ。アメリカンワッフルはベーキングパウダーで膨らませているからふんわりしているよ。

チョコワッフル
（1 個 57g　3.0 カーボ）
（参考：マネケン）

アメリカンワッフル
（1 個 70g　2.5 カーボ）
（参考：スターバックスコーヒー）

4 ベルギーワッフル（1 個約 50g）

5 ワッフルクリームサンド

皿：16cm×16cm

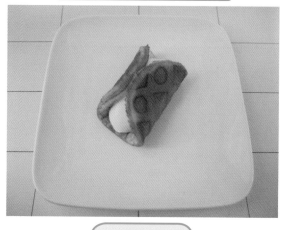

1個 40g

6 ケーキドーナッツ

皿：16cm×16cm

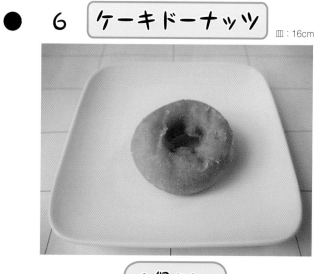

1個 50g

洋菓子

1

1.5カーボ

糖　　質：15.2 g
エネルギー：101 kcal

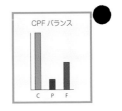

ふわふわの生地でカスタードクリームを挟んでいるよ。

5 ワッフルクリームサンド（1個40g）

洋菓子

1

3.0カーボ

糖　　質：29.5 g
エネルギー：188 kcal

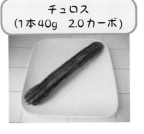

チュロス
（1本40g　2.0カーボ）

イーストドーナッツよりカーボが多いんだよ。

6 ケーキドーナッツ（1個50g）

● 7　イーストドーナッツ

皿：16cm×16cm

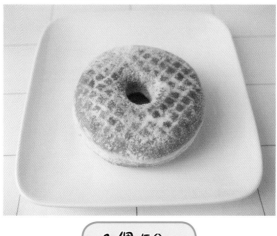

1個 50g

● 8　チョコドーナッツ

皿：16cm×16cm

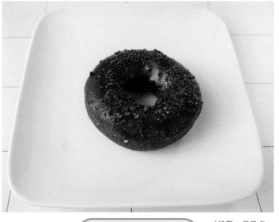

1個約 60g

(参考：ミスター
ドーナツ)

21

2.0 カーボ

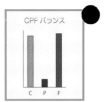

糖　　質：21.2 g
エネルギー：193 kcal

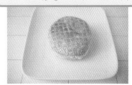

生クリーム入りドーナッツ
（1 個約 50g　2.0 カーボ）
（参考：ミスタードーナツ）

イーストを使って発酵
させてから揚げている
のでふわふわなんだよ。

ワイーストドーナッツ（1 個 50g）

2.5 カーボ

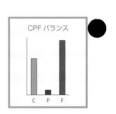

糖　　質：24.3 g
エネルギー：265 kcal

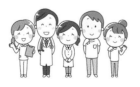

8 チョコドーナッツ（1 個約 60g）

● 9 あんドーナッツ

皿：13cm×13cm

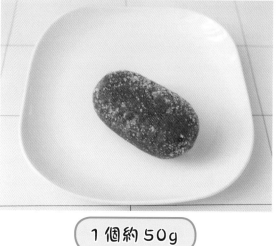

1個約50g

● 10 スコーン

皿：13cm×13cm

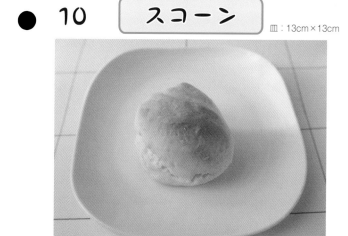

1個約40g

（参考：成城石井）

23

1

洋菓子

3.0 カーボ

糖　　質：32.4 g
エネルギー：174 kcal

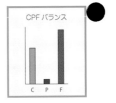

CPF バランス

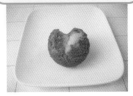

サーターアンダギー
(1個約55g　2.5カーボ)

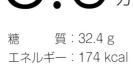

サーターアンダーギーとは沖縄の揚げドーナッツのことだよ。

9 あんドーナッツ (1個約 50g)

1

洋菓子

2.5 カーボ

糖　　質：23.7 g
エネルギー：150 kcal

CPF バランス

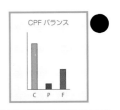

チョコチップスコーン
(約80g　4.5カーボ)
(参考：スターバックスコーヒー)

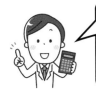

スコーンによくつけられるクロテッドクリームにはほとんどカーボがないよ。

10 スコーン (1個約 40g)

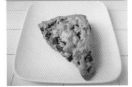

● 11 チーズケーキ (スフレ)

皿：16cm×16cm

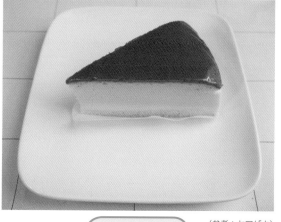

約 80g

(参考：ヤマザキ)

● 12 アップルパイ

皿：16cm×16cm

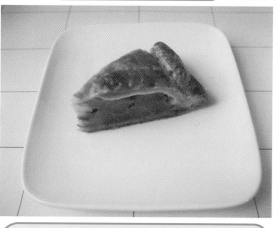

直径 18cm型パイ 1/8 カット (100g)

洋菓子

2.5 カーボ

糖　　質：26.0 g
エネルギー：224 kcal

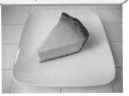
CPF バランス
C　P　F

ベイクドチーズケーキ
（90g　2.0 カーボ）

レアチーズケーキなら
1 切れ 1.5 カーボだよ。

11 チーズケーキ（スフレ）（約80g）

1

洋菓子

3.0 カーボ

糖　　質：31.4 g
エネルギー：304 kcal

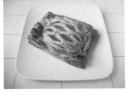
CPF バランス
C　P　F

アップルパイ（デニッシュ）
（120g　4.5 カーボ）

中のりんごは砂糖で煮て
いるよ。

デニッシュ生地で作る
パイもあるんだよ。

12 アップルパイ 〔直径18cm型パイ 1/8 カット（100g）〕

13 ショートケーキ（いちご）

皿：16cm×16cm

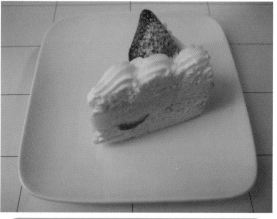

直径18cm型ケーキ1/8カット（85g）

14 チョコケーキ

皿：16cm×16cm

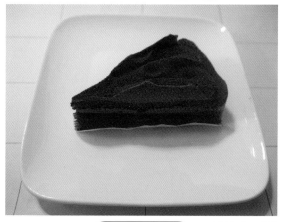

約70g

（参考：ヤマザキ）

2.0 カーボ

CPF バランス

糖　　　質：20.5 g
エネルギー：262 kcal

お誕生日のときなどのホールケーキ（6 号）は直径18cmで16.5カーボあるよ。

カット数によって 1 切れのカーボは変わってくるね。

13 ショートケーキ（いちご）〔直径18cm型ケーキ1/8カット（85g）〕

2.5 カーボ

CPF バランス

糖　　　質：25.6 g
エネルギー：302 kcal

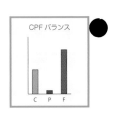

お店によって生地やクリームは変わるよ。

14 チョコケーキ（約 70g）

● 15 　ガトーショコラ

皿：16cm×16cm

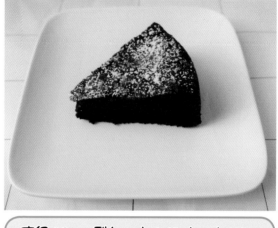

直径18cm型ケーキ1/8カット 75g

● 16 　ロールケーキ

皿：16cm×16cm

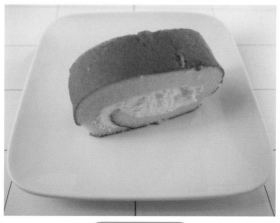

（参考：ヤマザキ）

約50g

2.5 カーボ

糖　　質：24.8 g
エネルギー：250 kcal

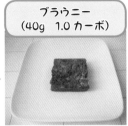

CPF バランス

C　P　F

ガトーショコラはブラウニーより使っている小麦粉の量が少ないよ。

ブラウニー
（40g　1.0 カーボ）

15 ガトーショコラ〔直径18cm 型ケーキ1/8カット（75g）〕

2.0 カーボ

糖　　質：18.2 g
エネルギー：191 kcal

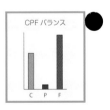

CPF バランス

C　P　F

ロールケーキ
（バタークリーム）
（1 切れ約 25g　1.5 カーボ）
（参考：ヤマザキ）

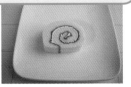

16 ロールケーキ（約50g）

● 17 フルーツタルト

皿：16cm×16cm

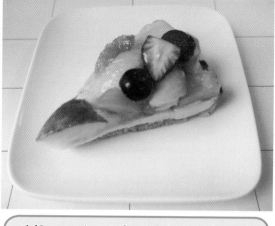

直径24cmタルト台1/8カット（190g）

● 18 ミルフィーユ

皿：16cm×16cm

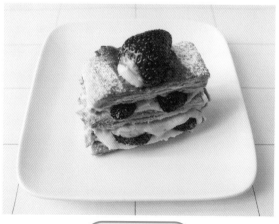

約150g

洋菓子

5.5 カーボ

糖　　質：57.4 g
エネルギー：415 kcal

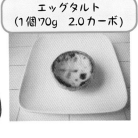

CPF バランス

エッグタルト
（1個70g　2.0 カーボ）

タルト生地はバターをた
くさん使っているよ。

のせる具材の種類や量に
よってもカーボは変わるよ。

17 フルーツタルト〔直径24cmタルト台1/8カット（190g）〕

洋菓子

3.0 カーボ

糖　　質：32.4 g
エネルギー：294 kcal

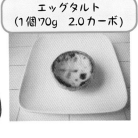

CPF バランス

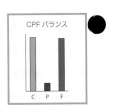

18 ミルフィーユ（約150g）

● 19 モンブラン

皿：16cm×16cm

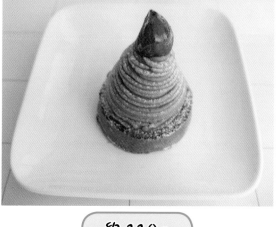

約110g

● 20 クレープ (チョコ・バナナ・いちご)

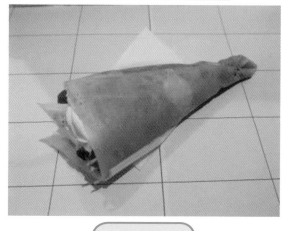

160g

4.5 カーボ

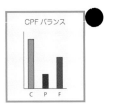

糖　　質：45.6 g
エネルギー：387 kcal

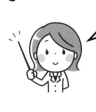

下の土台がタルトのほか，スポンジやメレンゲを使ったものがあるよ。

栗を使っているから，ほかのケーキよりカーボが多くなるね。

19 モンブラン（約110g）

3.5 カーボ

糖　　質：33.3 g
エネルギー：420 kcal

クレープの皮だけで1.5カーボあるよ。

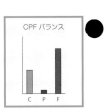

日本では小麦粉の代わりにそば粉を使っているものをガレットということが多く，皮だけで1.0カーボなのでクレープよりカーボは少ないよ。

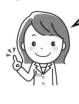

20 クレープ（チョコ・バナナ・いちご）（160g）

● 21 ミルクレープ

皿：16cm×16cm

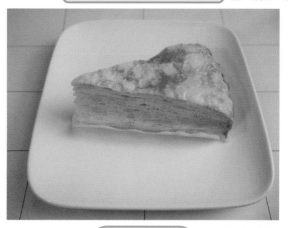

約 110g

（参考：ヤマザキ）

● 22 バウムクーヘン

皿：16cm×16cm

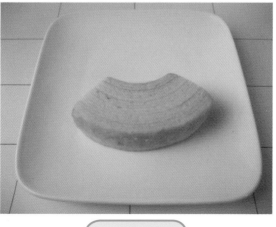

50g

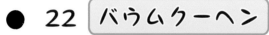

洋菓子

3.0 カーボ

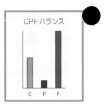

糖　　　質：29.8 g
エネルギー：373 kcal

ミルクレープの「ミル」とは
1,000 という意味で，クレープ
を何枚も重ねたケーキのことを
いうよ。

21 ミルクレープ（約110g）

洋菓子

1.5 カーボ

糖　　　質：14.5 g
エネルギー：180 kcal

バウム（木）＋クーヘン
（ケーキ）という意味で木
の年輪みたいだね。

22 バウムクーヘン（50g）

● 23 シフォンケーキ

皿：16cm×16cm

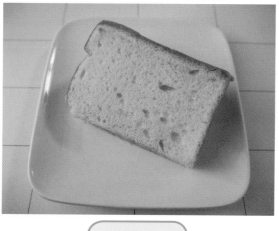

90g

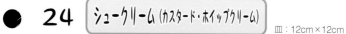

● 24 シュークリーム (カスタード・ホイップクリーム)

皿：12cm×12cm

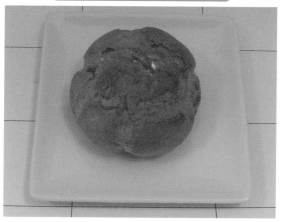

1個約40g

（参考：ヤマザキ）

洋菓子

1

洋菓子

37

1

洋菓子

3.0 カーボ

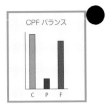

糖　　質：29.5 g
エネルギー：260 kcal

> 卵白をふわふわに泡立てたメレンゲを使っているから大きいけどカーボは少ないんだね。

> 砂糖の入ったホイップクリームがついたら0.5カーボ増えるね。

23 シフォンケーキ（90g）

1

洋菓子

1.0 カーボ

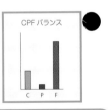

糖　　質：10.7 g
エネルギー：167 kcal

エクレア
（1個90g　2.0カーボ）

> ホイップクリームタイプのほうが糖質は少なくなるよ。

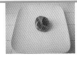

プチシュークリーム
（1個30g　0.5カーボ）

24 シュークリーム（カスタード・ホイップクリーム）
（1個約40g）

● 25 カヌレ

皿：13cm×13cm

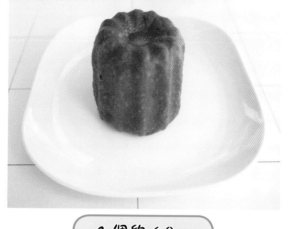

1個約60g

● 26 ティラミス

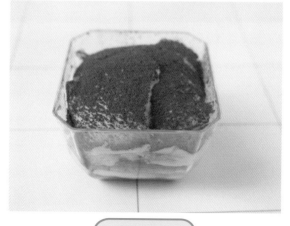

120g

1

洋菓子

2.0 カーボ

糖　　質：18.6 g
エネルギー：140 kcal

カスタード風味の焼き菓子だよ。

小麦粉の量が多いからカスタードよりカーボが多くなるんだ。

25 カヌレ（1 個約 60g）

1

洋菓子

3.0 カーボ

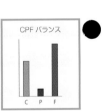

糖　　質：30.1 g
エネルギー：336 kcal

マスカルポーネというクリームチーズで作ったケーキだよ。

ビスケットやスポンジを使ったものもあるよ。

26 ティラミス（120g）

● 27 ラスク

皿：16cm×16cm

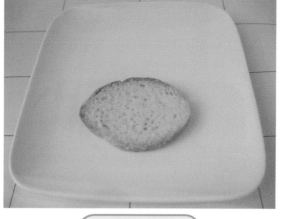

1枚10g

● 28 クッキー

皿：16cm×16cm

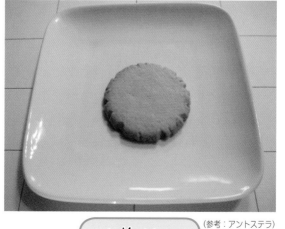

1枚15g

(参考：アントステラ)

洋菓子

0.5 カーボ

糖　　質：4.8 g
エネルギー：52 kcal

ラスクとは二度焼きしたパン
という意味があるんだって。

甘くない，塩味の強いラスク
でも1枚0.5カーボだよ。

27 ラスク（1枚10g）

洋菓子

1.0 カーボ

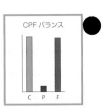

糖　　質：9.4 g
エネルギー：78 kcal

チョコチップクッキー
（1枚15g　1.0カーボ）
（参考：アントステラ）

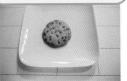

チョコが入っても同じ
重さならカーボも同じ
だよ。

28 クッキー（1枚15g）

● 29 **フロランタン**

皿：16cm×16cm

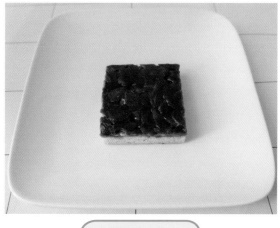

1枚 40g

● 30 **ラング・ド・シャ** (チョコレートサンド)

皿：16cm×16cm

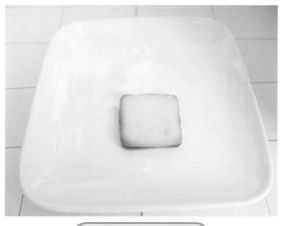

1枚約11g

2.0 カーボ

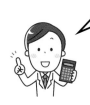

洋菓子

1

糖　　　質：17.5 g
エネルギー：190 kcal

> 土台はサブレだよ。

> アーモンドには糖質がほとんど含まれていないよ。

29 フロランタン（1枚40g）

0.5 カーボ

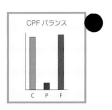

洋菓子

1

糖　　　質：6.6 g
エネルギー：58 kcal

> クッキーは全卵や卵黄を使っているけど，ラング・ド・シャは卵白だけを使っているから食感が違うんだよ。

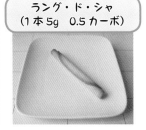

ラング・ド・シャ
（1本5g　0.5カーボ）

30 ラング・ド・シャ（チョコレートサンド）（1枚約11g）

4

● 31 　ビスケット

皿：16cm×16cm

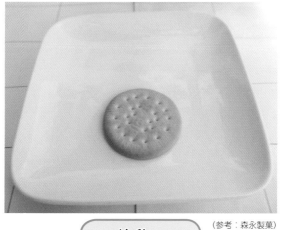

（参考：森永製菓）

1枚約5g

● 32 　リーフパイ

皿：16cm×16cm

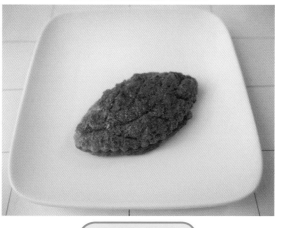

1枚15g

洋菓子

0.5 カーボ

糖　　　質：3.9 g
エネルギー：22 kcal

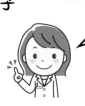

> ハードビスケットともよばれているよ。

> 同じ重さならソフトビスケット（クッキー）よりカーボは多いよ。

31 ビスケット（1 枚約 5g）

1

洋菓子

0.5 カーボ

CPF バランス ●

糖　　　質：6.2 g
エネルギー：66 kcal

> 砂糖の入ったパイ生地を型抜きしてグラニュー糖をかけているよ。

32 リーフパイ（1 枚 15g）

● 33 　マカロン

皿：13cm×13cm

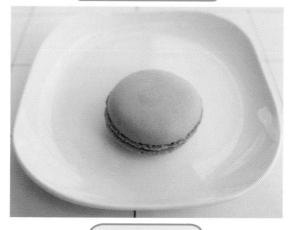

1個18g

● 34 　フィナンシェ

皿：16cm×16cm

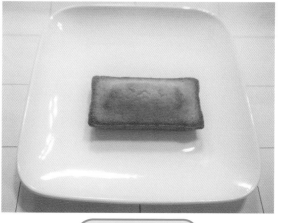

1個30g

1.0 カーボ

糖　　質：10.0 g
エネルギー：70 kcal

CPF バランス

33 マカロン（1個18g）

1.0 カーボ

糖　　質：12.0 g
エネルギー：110 kcal

CPF バランス

マドレーヌ
（20g　1.0 カーボ）

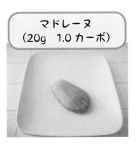

34 フィナンシェ（1個30g）

35 ウエハース (クリーム入り)

皿：16cm×16cm

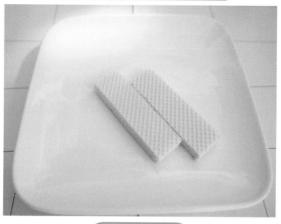

2枚 9g

36 ソーダクラッカー

皿：16cm×16cm

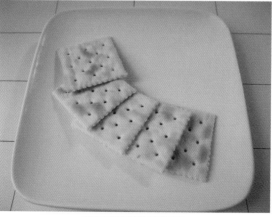

5枚 16g

0.5 カーボ

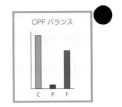

糖　　質：6.2 g
エネルギー：45 kcal

35 ウエハース（クリーム入り）（2枚9g）

1.0 カーボ

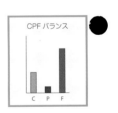

糖　　質：11.0 g
エネルギー：68 kcal

オイルスプレークラッカー
（5枚17g　1.0 カーボ）

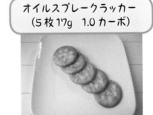

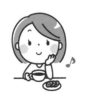

36 ソーダクラッカー（5枚16g）

● 37 ポップコーン

皿：16cm×16cm

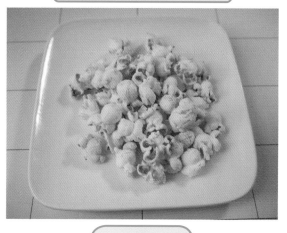

10g

● 38 ポテトチップス

皿：16cm×16cm

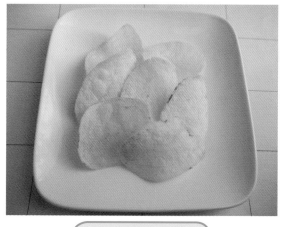

約7枚10g

0.5 _{カーボ}

糖　　質：5.9 g
エネルギー：48 kcal

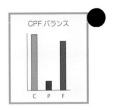

CPF バランス

C　P　F

キャラメルポップコーン
（10g　0.5カーボ）

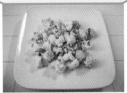

37 ポップコーン（10g）

0.5 _{カーボ}

糖　　質：5.0 g
エネルギー：56 kcal

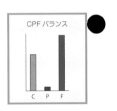

CPF バランス

C　P　F

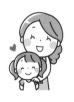

ポテトチップス（成形）
（約10枚15g　1.0カーボ）

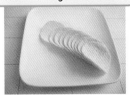

38 ポテトチップス（約7枚10g）

39 チョコレート

皿：13cm×13cm

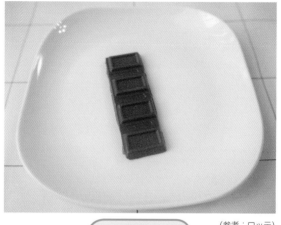

（参考：ロッテ）

8g

40 生チョコレート

皿：13cm×13cm

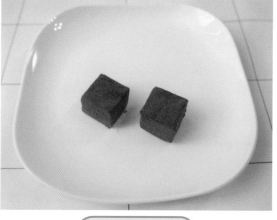

2個15g

0.5 カーボ

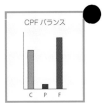

糖　　　質：4.2 g
エネルギー：45 kcal

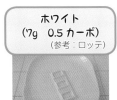

ホワイト
（7g　0.5 カーボ）
（参考：ロッテ）

ビター
（8g　0.5 カーボ）
（参考：ロッテ）

39 チョコレート（8g）

0.5 カーボ

糖　　　質：4.3 g
エネルギー：80 kcal

生クリームがたっぷり入っているので，糖質量はチョコレートの重さの半分だよ。

40 生チョコレート（2個15g）

● 41 プリン

90g

● 42 ムース

60g

洋菓子

1.5 カーボ

糖　質：13.2 g
エネルギー：113 kcal

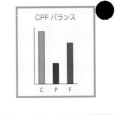

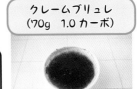

クレームブリュレ
（70g　1.0 カーボ）

プリンは牛乳，クレーム
ブリュレは生クリームで
作るよ。

41 プリン（90g）

1

洋菓子

1.0 カーボ

糖　質：9.2 g
エネルギー：224 kcal

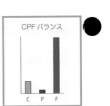

下にスポンジ生地を敷いた
ムースケーキなら同じ重さ
で 1.0 ～ 1.5 カーボだよ。

42 ムース（60g）

● 43 フルーツゼリー（みかん）

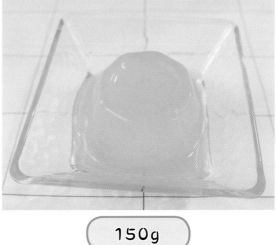

150g

● 44 杏仁豆腐

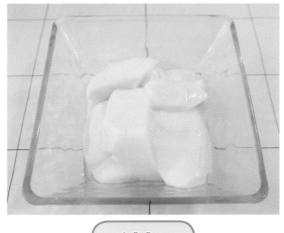

100g

2.5 カーボ

CPF バランス

C　P　F

糖　　質：24.5 g
エネルギー：98 kcal

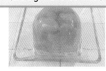
果肉入りフルーツゼリー
（230g　3.5 カーボ）

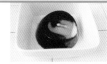
コーヒーゼリー
（65g＋フレッシュ 10ml　1.0 カーボ）

43 フルーツゼリー（みかん）（150g）

1.5 カーボ

CPF バランス

C　P　F

糖　　質：12.5 g
エネルギー：100 kcal

日本では牛乳寒天で作る
杏仁フルーツが多いね。

杏仁フルーツ（シロップ
込み 200g　3.0 カーボ）

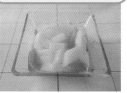

フルーツのシロップ
が 20 ml 多くなると
0.5 カーボ増えるよ。

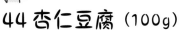

44 杏仁豆腐（100g）

● 45 ソフトクリーム

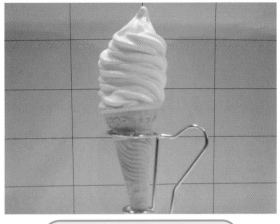

115g ＋コーン 5g

● 46 アイスクリーム

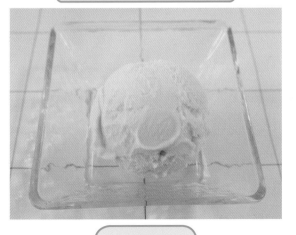

120g

洋菓子

3.5 カーボ

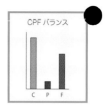

糖　　質：32.9 g
エネルギー：244 kcal

> コーンだけで 0.5 カーボ
> あるよ。

45 ソフトクリーム（115g ＋コーン 5g）

洋菓子

3.0 カーボ

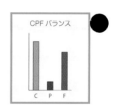

糖　　質：27.8 g
エネルギー：216 kcal

チョコレートアイス
（120g　2.5 カーボ）

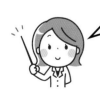

> アイスクリームには分
> 類があって，乳固形分
> 15.0%，うち乳脂肪分
> 8.0%以上のものだけが
> アイスクリームだよ。

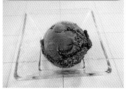

46 アイスクリーム（120g）

● 47 シャーベット (レモン)

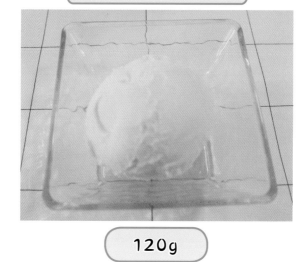

120g

● 48 果汁アイスバー

皿：16cm×16cm

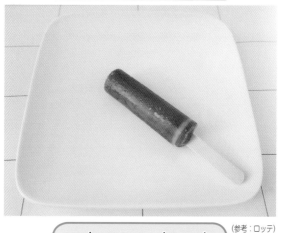

1本25ml (25g)

(参考：ロッテ)

3.0 カーボ

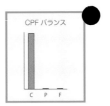

CPF バランス

糖　　質：30.4 g
エネルギー：114 kcal

メレンゲを入れることもあるけど，ほぼ糖質でできているよ。

47 シャーベット（レモン）（120g）

0.5 カーボ

CPF バランス

糖　　質：7.0 g
エネルギー：30 kcal

ジュースを凍らせても作れるよ。

48 果汁アイスバー〔1本25ml（25g）〕

● 49　かき氷

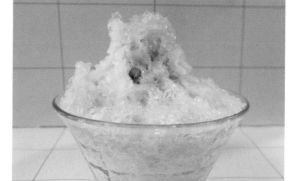

氷200g + シロップ40g + 練乳20g

● 50　チョコレートパフェ

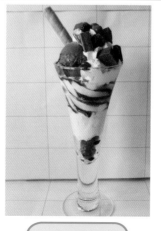

280g

1

洋菓子

3.0 カーボ

CPF バランス

糖　質：31.8 g
エネルギー：148 kcal

> 練乳だけで1.0カーボあるよ。

> シロップだけなら2.0カーボ, 果肉を使ったシロップなら同じ量で1.5カーボになるよ。

49 かき氷（氷 200g ＋シロップ 40g ＋練乳 20g）

1

洋菓子

9.0 カーボ

CPF バランス

糖　質：89.3 g
エネルギー：786 kcal

> 同じ重さならフルーツパフェのほうがカーボは少なくなるよ。

> アイスやチョコの代わりに, よりカーボが少ない果物が入るからだね。

50 チョコレートパフェ（280g）

2 和菓子

和生菓子・和半生菓子類
和干菓子類

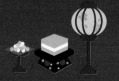

どら焼き

皿：16cm×16cm

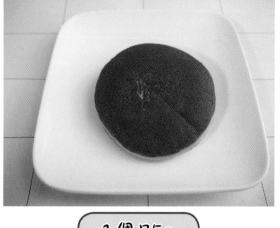

1個 75g

今川焼き

皿：16cm×16cm

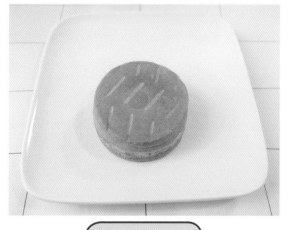

1個 70g

2

和菓子

2

和菓子

2

和菓子

4.0 カーボ

糖　　質：42.0 g
エネルギー：210 kcal

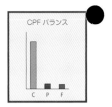

関西では「三笠」とも
よばれるよ。

51 どら焼き（1個75g）

2

和菓子

3.5 カーボ

糖　　質：32.6 g
エネルギー：155 kcal

中のあんは白あんでも3.5
カーボだけど，カスタード
なら2.0カーボだよ。

52 今川焼き（1個70g）

● **53** たい焼き（つぶあん）

皿：16cm×16cm

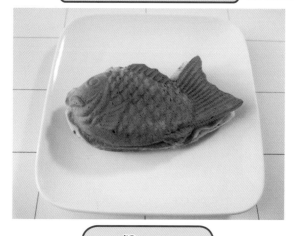

1個 135g

● **54** くしだんご（つぶあん）

皿：16cm×16cm

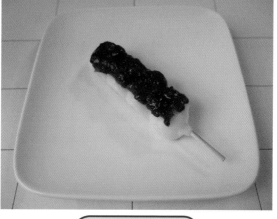

1本 50g

5.5 カーボ

糖　　質：54.0 g
エネルギー：310 kcal

いもあんはつぶあんと同じ5.5
カーボだけど，カスタードは
4.5カーボになるよ。

53 たい焼き（つぶあん）(1個135g)

2.0 カーボ

糖　　質：22.4 g
エネルギー：101 kcal

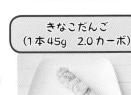

きなこだんご
(1本45g　2.0カーボ)

ごまだんごなら
1個35gで1.5
カーボだよ。

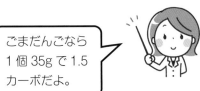

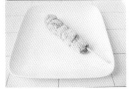

54 くしだんご（つぶあん）(1本50g)

● 55 　みたらしだんご

皿：16cm×16cm

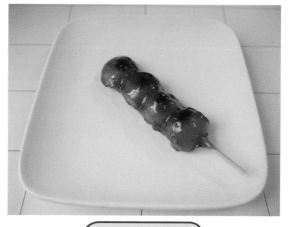

1本 50g

● 56 　おはぎ

皿：16cm×16cm

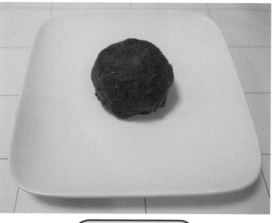

1個 90g

2.0 カーボ

糖　　質：22.4 g
エネルギー：99 kcal

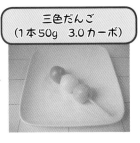

CPF バランス

C　P　F

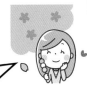

三色だんご
（1本50g　3.0カーボ）

だんごは上新粉という, うるち米からできている粉で作るよ。

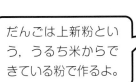

55 みたらしだんご（1本50g）

4.5 カーボ

糖　　質：47.0 g
エネルギー：240 kcal

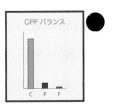

CPF バランス

C　P　F

きなこおはぎ
（1個90g　4.0カーボ）

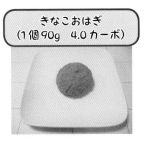

56 おはぎ（1個90g）

● 57 桜もち（関西風）

皿：16cm×16cm

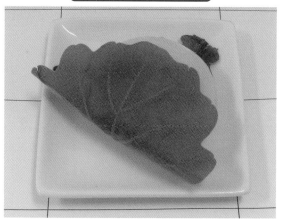

1個100g

● 58 柏もち

皿：8cm×8cm

1個70g（葉を除く）

和菓子

4.5 カーボ

糖　　質：44.7 g
エネルギー：200 kcal

CPF バランス

C　P　F

関西風は道明寺粉を使っているから表面がぶつぶつしているよ。

関東風はクレープのようにあんを巻いていて，同じ重さで約5.0カーボになるんだ。

57 桜もち（関西風）（1個100g）

2

和菓子

3.0 カーボ

糖　　質：31.5 g
エネルギー：144 kcal

CPF バランス

C　P　F

58 柏もち（1個70g（葉を除く））

● 59 安倍川もち

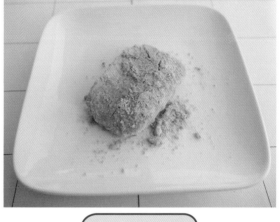

1個 55g

● 60 豆大福

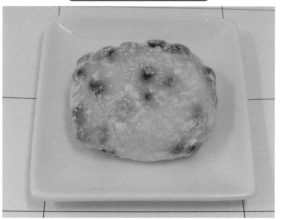

1個 70g

3.0 カーボ

糖　　質：29.0 g
エネルギー：144 kcal

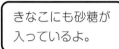
きなこにも砂糖が
入っているよ。

59 安倍川もち（1個 55g）

4.0 カーボ

糖　　質：39.9 g
エネルギー：174 kcal

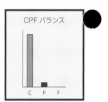

同じ重さなら豆が入っていな
い大福のほうがカーボは少な
いよ。

60 豆大福（1個 70g）

● 61 よもぎ大福

皿：16cm×16cm

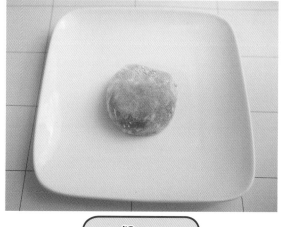

1個 60g

● 62 いちご大福

皿：16cm×16cm

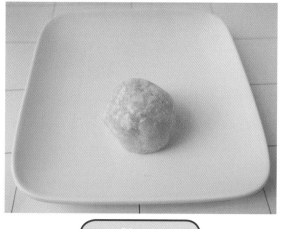

1個 55g

3.0 カーボ

糖　　質：30.0 g
エネルギー：143 kcal

61 よもぎ大福 (1個60g)

2.0 カーボ

糖　　質：21.3 g
エネルギー：100 kcal

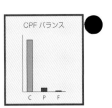

中の果物が変わっても
カーボはほとんど変わ
らないよ。

62 いちご大福 (1個55g)

● 63 薄皮まんじゅう

皿：16cm×16cm

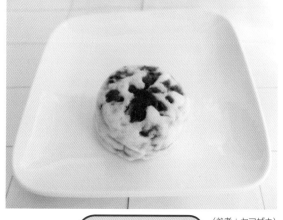

（参考：ヤマザキ）

1個 105g

● 64 くりまんじゅう

皿：16cm×16cm

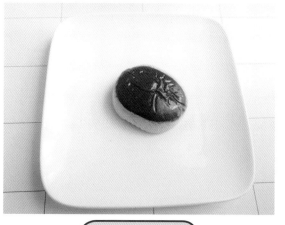

1個 30g

6.0 カーボ

糖　　質：59.7 g
エネルギー：270 kcal

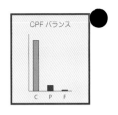

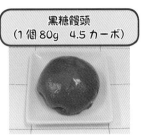

黒糖饅頭
（1個80g　4.5カーボ）

63 薄皮まんじゅう（1個105g）

2.0 カーボ

糖　　質：20.0 g
エネルギー：93 kcal

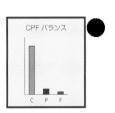

64 くりまんじゅう（1個30g）

● 65 くずまんじゅう

皿：13cm×13cm

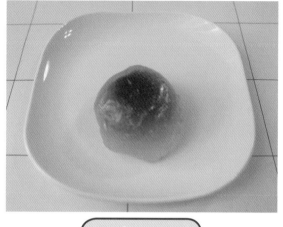

1個60g

● 66 もなか

皿：16cm×16cm

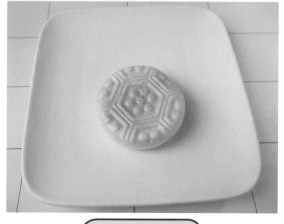

1個40g

3.0 カーボ

糖　　質：29.1 g
エネルギー：133 kcal

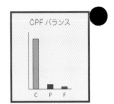

65 くずまんじゅう（1個60g）

2.5 カーボ

糖　　質：25.0 g
エネルギー：114 kcal

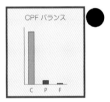

66 もなか（1個40g）

● 67　ようかん

皿：16cm×16cm

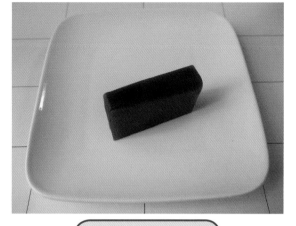

1切れ40g

● 68　わらびもち（加工でんぷん入り）

皿：16cm×16cm

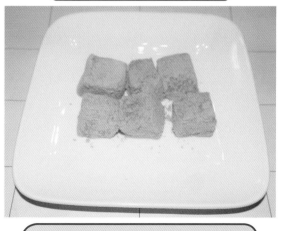

6個120g（きなこ込み）

83

和菓子

2.5 カーボ

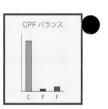

糖　　質：26.8 g
エネルギー：120 kcal

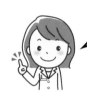

ういろうだと同じ重さで 2.0 カーボだよ。

67 ようかん（1 切れ 40g）

和菓子

4.0 カーボ

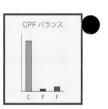

糖　　質：40.0 g
エネルギー：180 kcal

わらび粉で作る本わらびもちより，でんぷんを加えたわらびもちのほうがよく食べられているよ。

68 わらびもち（加工でんぷん入り）〔6 個 120g（きなこ込み）〕

● 69　あんみつ

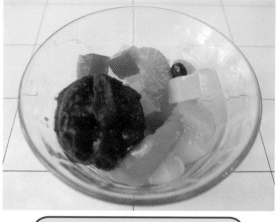

240g（シロップ込み）

● 70　ぜんざい

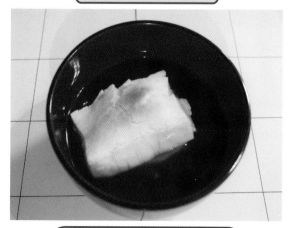

160g ＋もち 50 g

2

和菓子

9.0 カーボ

糖　　質：89.0 g
エネルギー：380 kcal

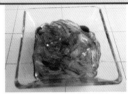
CPF バランス

白玉を入れると1個0.5
カーボくらい増えるよ。

ところてん
（150g ＋黒蜜20g　1.0カーボ）

69 あんみつ〔240g（シロップ込み）〕

2

和菓子

8.5 カーボ

糖　　質：84.7 g
エネルギー：409 kcal

CPF バランス

しるこ（100g ＋白玉 30g
5.5 カーボ）

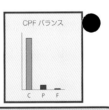

もちだけで 2.5 カーボ
あるよ。

クリーム白玉ぜんざい
（180g　6.5 カーボ）

70 ぜんざい（160g ＋もち 50 g）

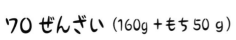

● 71　　甘納豆

皿：16cm×16cm

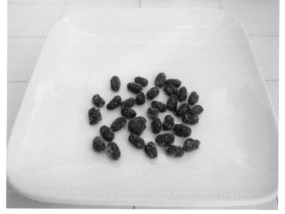

15g

● 72　　かりんとう

皿：16cm×16cm

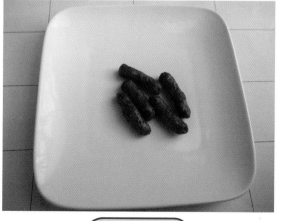

15g

2

和菓子

1.0 カーボ

糖　　質：9.4 g
エネルギー：44 kcal

いんげんまめやえんどうを
使った甘納豆もあるよ。

どれも同じくらいのカーボ
だよ。

71 甘納豆（15g）

2

和菓子

1.0 カーボ

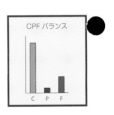

糖　　質：11.4 g
エネルギー：66 kcal

芋かりんとう
（別名：芋けんぴ　15g　1.0カーボ）

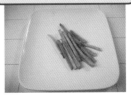

かりんとうは小麦粉か
らできているけど，芋
かりんとうは芋が使わ
れているよ。

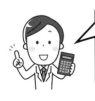

72 かりんとう（15g）

● 73 おかき

皿：16cm×16cm

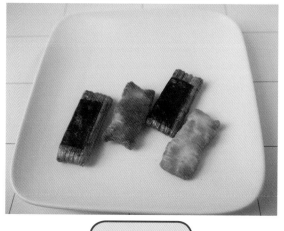

12g

● 74 せんべい（甘辛）

皿：16cm×16cm

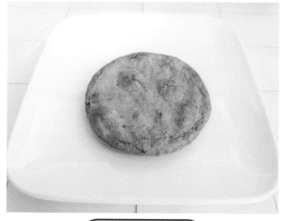

1枚20g

2

和菓子

0.5 カーボ

糖　　質：5.1 g
エネルギー：34 kcal

CPF バランス

C P F

どれも，もちからできているよ。

ぬれおかき
（35g　2.0 カーボ）

あられはおかきの中で小さいサイズのものなんだって。

あられ
（15g　0.5 カーボ）

73 おかき（12g）

2

和菓子

1.5 カーボ

糖　　質：17.3 g
エネルギー：76 kcal

CPF バランス

C P F

せんべいはうるち米からできているよ。

ざらめせんべい
（1枚10g　1.0 カーボ）

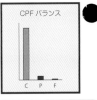

豆せんべい
（1枚12g　1.0 カーボ）

74 せんべい（甘辛）（1枚 20g）

● 75 揚げせんべい

皿：16cm×16cm

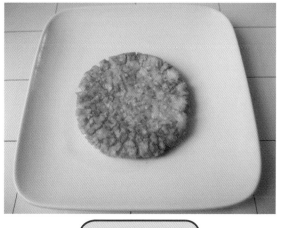

1枚 20g

● 76 えびせん

皿：16cm×16cm

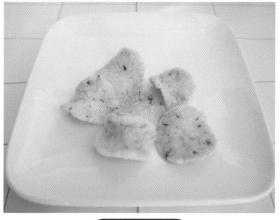

7g

1.5 カーボ

糖　　　質：13.2 g
エネルギー：93 kcal

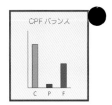

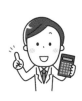

同じ重さなら甘辛せんべいより糖質量は少ないよ。

75 揚げせんべい（1枚20g）

0.5 カーボ

糖　　　質：5.7 g
エネルギー：32 kcal

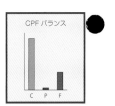

たこせん
（12g　1.5カーボ）

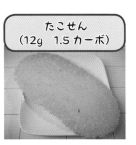

76 えびせん（7g）

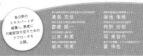

図とイラスト だからわかる

サルコペニア・フレイル

新潟大学大学院医歯学総合研究科
機能再建医学講座整形外科学分野 教授
遠藤 直人 編

オールカラーでわかりやすい
高齢者医療の必携書

ISBN978-4-9910927-4-9
C3047 ¥4800E

合同会社クリニコ出版 http://clinica-pub.com/
101-0051 東京都千代田区神田神保町2-14岩谷ビル神保町プラザ1109

TEL：03-5357-1133
FAX：03-5357-1155

※書店様へ
左記の取次様よりお受けいたします。

カーボカウント
超入門書！

さらにかんたん！
カーボカウント

大阪市立大学大学院医学研究科発達小児医学
大阪市立大学医学部附属病院栄養部　編

編者・執筆者一覧

● 川村 智行（大阪市立大学大学院医学研究科発達小児医学 講師）
● 藤本 浩毅（大阪市立大学医学部附属病院栄養部 管理栄養士）
● 広瀬 正和（D Medical Clinic Osaka 院長）
● 野井 香梨（大阪市立大学医学部附属病院栄養部 管理栄養士）

かんたん
シンプル川村流！

付録
ポケット版
カーボ早見表

体験OK
**「カーボフラッシュ
トレーニング」アプリ**

ISBN978-4-9910927-2-5
C3047 ¥1980E

書籍注文書

書店番線印	注文	ISBN・書名
	冊	

● 77 ボーロ

皿：16cm×16cm

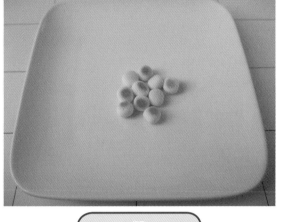

10個 5g

● 78 カステラ

皿：16cm×16cm

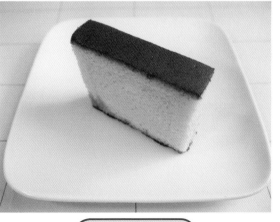

1個 40g

0.5 カーボ

糖　　質：4.5 g
エネルギー：20 kcal

CPF バランス

C　P　F

77 ボーロ （10 個 5g）

2.5 カーボ

糖　　質：22.5 g
エネルギー：128 kcal

CPF バランス

C　P　F

ベビーカステラ
（2 個約16g　1.0 カーボ）

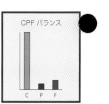

78 カステラ （1 個 40g）

3 その他のお菓子

チューインガム類
キャンディ類
その他

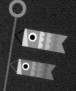

● 79 スイートポテト

皿：16cm×16cm

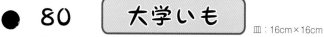

1個 48g

● 80 大学いも

皿：16cm×16cm

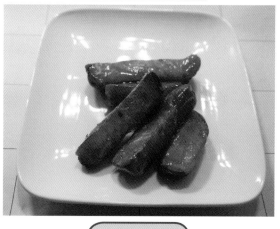

90g

2.0 カーボ

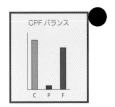

糖　　質：17.5 g
エネルギー：145 kcal

79 スイートポテト（1個48g）

4.5 カーボ

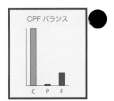

糖　　質：45.0 g
エネルギー：226 kcal

80 大学いも（90g）

81 やきいも

皿：16cm×16cm

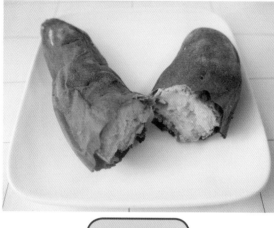

230g

82 ガム（板）

皿：13cm×13cm

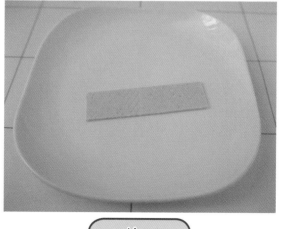

1枚 3g

8.0 カーボ

糖　　質：81.7 g
エネルギー：375 kcal

さつまいもの炭水化物は
約10%が食物繊維だよ。

血糖値を上げる糖質は
食物繊維を差し引いた
分だね。

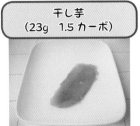

CPF バランス

干し芋
（23g　1.5 カーボ）

81 やきいも（230g）

0.5 カーボ

糖　　質：2.9 g
エネルギー：12 kcal

カーボが含まれていて
も，時間をかけてかむ
から血糖値に影響しな
いよ。

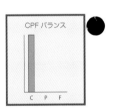

CPF バランス

ガム（糖衣）
（2粒 3g　0.5 カーボ）

82 ガム（板）（1枚 3g）

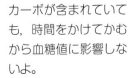
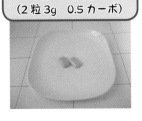

● 83 キャラメル

皿：13cm×13cm

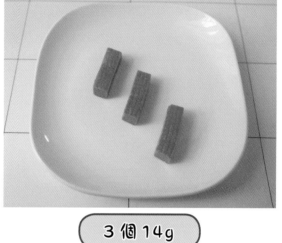

3個14g

● 84 キャンディ

皿：13cm×13cm

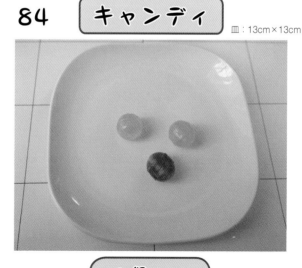

3個12g

3

その他のお菓子

1.0 カーボ

糖　質：10.9 g
エネルギー：61 kcal

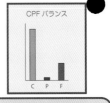

ソフトキャンディ
（3個約13g　1.0カーボ）
（参考：森永製菓）

チューインキャンディはガムと違って食べてしまうので，カーボに注意してね。

チューインキャンディ
（2枚約8g　0.5カーボ）
（参考：ロッテ）

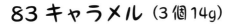

83 キャラメル（3個14g）

3

その他のお菓子

1.0 カーボ

糖　質：11.7 g
エネルギー：47 kcal

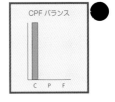

84 キャンディ（3個12g）

● 85　ラムネ

皿：13cm×13cm

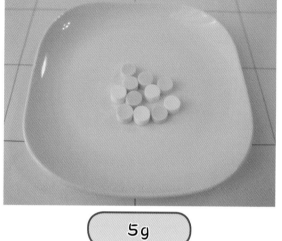

5g

● 86　マシュマロ

皿：13cm×13cm

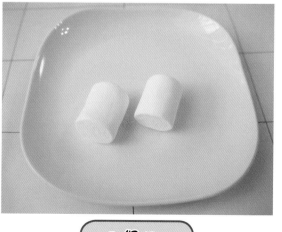

2個7g

0.5 カーボ

糖　　　質：4.6 g
エネルギー：19 kcal

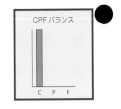

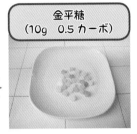

金平糖
(10g　0.5 カーボ)

金平糖は1週間以上の時間をかけて作るんだよ。

85 ラムネ (5g)

0.5 カーボ

糖　　　質：1.3 g
エネルギー：23 kcal

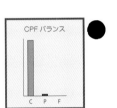

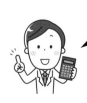

マシュマロは卵白と砂糖とゼラチンでできているから熱が加わると溶けるよ。

86 マシュマロ (2個 7g)

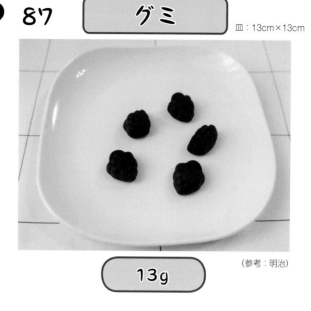

● 87　グ ミ

皿：13cm×13cm

3

その他のお菓子

（参考：明治）

13g

●

その他のお菓子

1.0 カーボ

糖　　質：9.8 g
エネルギー：43 kcal

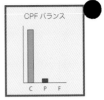

CPF バランス

C　P　F

ジェリービーンズ
（約15g　1.0 カーボ）
（参考：明治）

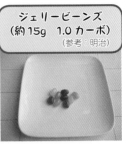

ジェリービーンズは周りを砂糖でおおわれているけど，グミと同じカーボだよ。

87 グミ（13g）

4 乳製品・飲み物

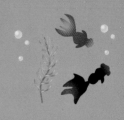

88 ヨーグルト 全脂無糖

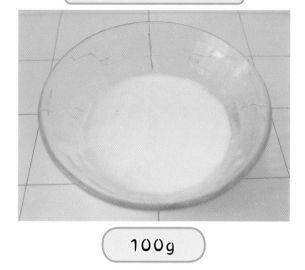

100g

89 ヨーグルト ドリンクタイプ加糖

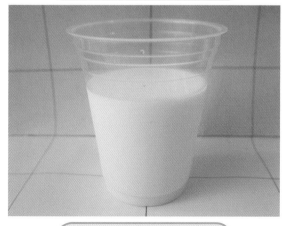

200ml（216g）

4

乳製品・飲み物

0.5 カーボ

糖　　　質：4.9 g
エネルギー：62 kcal

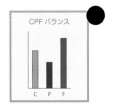

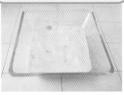

加糖ヨーグルト
（100g　1.0 カーボ）

> フルーツや砂糖が入ったヨーグルトは無糖のヨーグルトの2倍カーボがあるんだね。

88 ヨーグルト 全脂無糖 (100g)

4

乳製品・飲み物

2.5 カーボ

糖　　　質：26.4 g
エネルギー：140 kcal

> 加糖ヨーグルトよりもカーボが多いんだよ。

89 ヨーグルト ドリンクタイプ加糖 〔200ml (216g)〕

● 90　牛乳

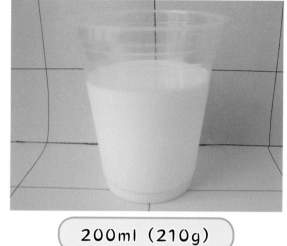

200ml（210g）

● 91　シェイク（バニラ）

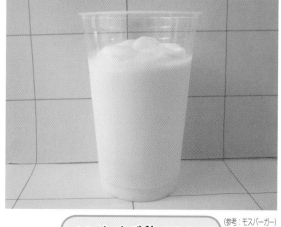

（参考：モスバーガー）

Mサイズ約280g

1.0 カーボ

糖　　質：10.1 g
エネルギー：141 kcal

低脂肪牛乳は脂質が少ない代わりに糖質が少し多めだよ。

たくさん飲むときはカーボも増えるよ。

90 牛乳〔200ml（210g）〕

5.5 カーボ

糖　　質：55.5 g
エネルギー：318 kcal

お店によってカーボは異なるよ。

他の味のシェイクも同じくらいのカーボになることが多いよ。

91 シェイク（バニラ）（M サイズ約 280g）

92 オレンジジュース 濃縮還元

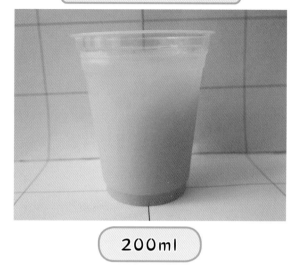

200ml

93 ミックスジュース (バナナ・みかん缶・もも缶)

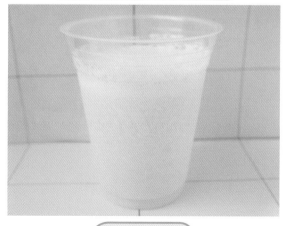

200g

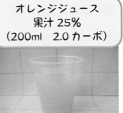

CPF バランス

4

乳製品・飲み物

2.0 カーボ

糖　　質：20.4 g
エネルギー：84 kcal

果汁の割合が違っても砂糖を加えて
いるので，カーボは同じになるよ。

ブドウジュースは 100ml で
1.5 カーボになるものもあるの
で，果物の種類に注意してね。

オレンジジュース
果汁 25%
（200ml　2.0 カーボ）

92 オレンジジュース 濃縮還元（200ml）

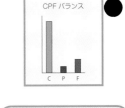

CPF バランス

4

乳製品・飲み物

3.0 カーボ

糖　　質：28.5 g
エネルギー：150 kcal

ミックスジュースの材料
はいろいろな組み合わせ
でカーボも多少変わるよ。

スムージー
（200ml　2.0 カーボ）

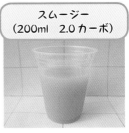

砂糖や缶詰のシロッ
プが入るからカーボ
も多くなるね。

93 ミックスジュース（バナナ・みかん缶・もも缶）（200g）

94 コーラ（Mサイズ）

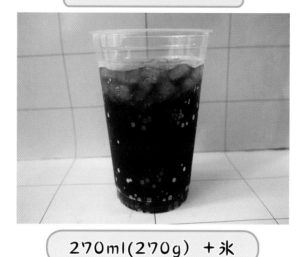

270ml(270g) ＋氷

95 スポーツドリンク

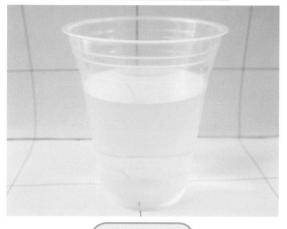

200ml

3.0 カーボ

糖　　質：30.8 g
エネルギー：124 kcal

CPF バランス

C　P　F

メロンソーダ
（270g ＋氷　3.0 カーボ）

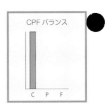

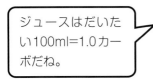

ジュースはだいたい100ml＝1.0カーボだね。

94 コーラ（M サイズ）〔270ml(270g) ＋氷〕

1.0 カーボ

糖　　質：10.2 g
エネルギー：42 kcal

CPF バランス

C　P　F

95 スポーツドリンク（200ml）

● 96 缶コーヒー

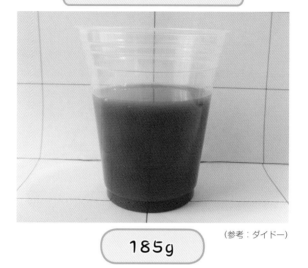

(参考：ダイドー)

185g

● 97 カフェオレ無糖 (1:1)

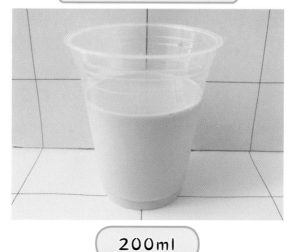

200ml

1.5 カーボ

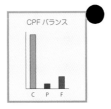

CPF バランス

糖　　質：13.7 g
エネルギー：67 kcal

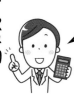

微糖コーヒーにも砂糖が結構
入っているよ。

同じ缶コーヒーの量で0.5
カーボ入っているよ。

96 缶コーヒー（185g）

0.5 カーボ

CPF バランス

糖　　質：5.5 g
エネルギー：71 kcal

缶コーヒーの加糖カフェオレは
1 缶1.5 カーボ入っているよ。

キャラメルマキアートは
180 ml で 1.5 カーボだよ。

97 カフェオレ無糖（1:1）（200ml）

98 ミルクココア

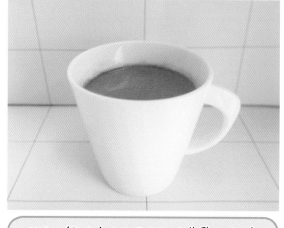

150g（ミルクココア 24g ＋牛乳 120ml）

99 タピオカミルクティー

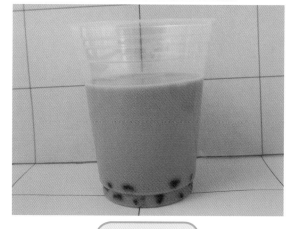

200g

2.5 カーボ

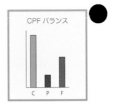

糖　　質：25.5 g
エネルギー：185 kcal

牛乳を使わず，お湯だけで
溶かせば 2.0 カーボだよ。

98 ミルクココア（150g（ミルクココア 24g ＋牛乳 120ml））

2.0 カーボ

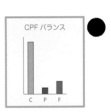

糖　　質：20.0 g
エネルギー：110 kcal

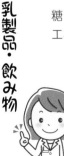

タピオカはキャッサバという芋の
でんぷんからつくられているよ。

ミルクティーは無糖でも 0.5 〜
1.0 カーボあるよ。

99 タピオカミルクティー（200g）

● 100　　甘酒

190g

●

乳製品・飲み物

3.5 カーボ

糖　　　質：34.0 g
エネルギー：154 kcal

CPF バランス

100 甘酒（190g）

5 果物

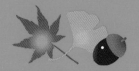

● 101 ┃ バナナ ┃

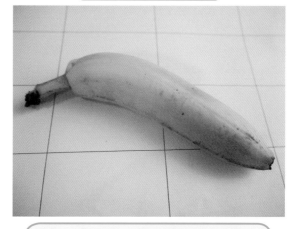

1本140g（可食部90g）

● 102 ┃ オレンジ ┃

皿：16cm×16cm

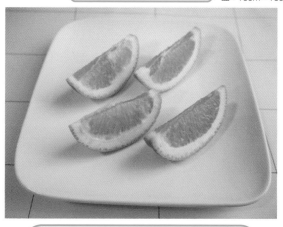

1/2個（可食部40g）

2.0 カーボ

糖　　質：20.0 g
エネルギー：80 kcal

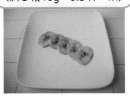

CPF バランス

C P F

バナナチップス
（約5枚10g　0.5カーボ）

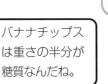

バナナチップス
は重さの半分が
糖質なんだね。

101 バナナ 〔1本140g（可食部90g）〕

0.5 カーボ

糖　　質：3.9 g
エネルギー：16 kcal

CPF バランス

C P F

102 オレンジ 〔1/2個（可食部40g）〕

● 103 グレープフルーツ

皿：16cm×16cm

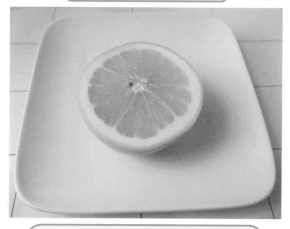

小105g（可食部73g）

● 104 いちご

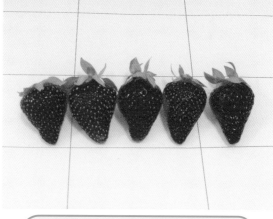

5個70g（可食部66g）

5
果物

0.5 カーボ

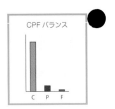

糖　　質：6.6 g
エネルギー：28 kcal

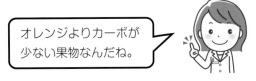

オレンジよりカーボが少ない果物なんだね。

103 グレープフルーツ〔小 105g（可食部 73g）〕

5
果物

0.5 カーボ

糖　　質：4.7 g
エネルギー：22 kcal

104 いちご〔5 個 70g（可食部 66g）〕

● 105 アメリカンチェリー

皿：12cm×12cm

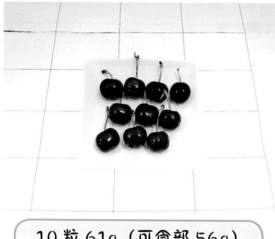

10粒 61g（可食部 56g）

● 106 グリーンキウイ

皿：8cm×8cm

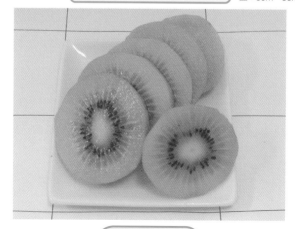

100g

5
果物

1.0 カーボ

糖　　質：8.7 g
エネルギー：37 kcal

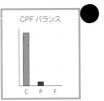

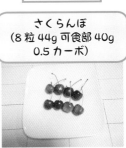

さくらんぼ
（8 粒 44g 可食部 40g
0.5 カーボ）

105 アメリカンチェリー〔10 粒 61g（可食部 56g）〕

5
果物

1.0 カーボ

糖　　質：11.5 g
エネルギー：57 kcal

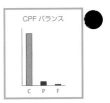

ゴールデンキウイ
（130 g　2.0 カーボ）

ゴールデンキウイの
ほうが糖質が多いん
だよ。

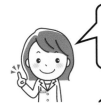

106 グリーンキウイ （100g）

● 107 ブルーベリー

皿：13cm×13cm

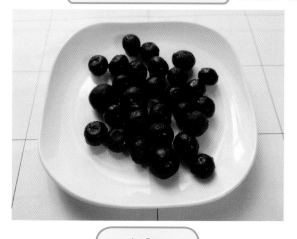

50g

● 108 ベリーミックス

皿：13cm×13cm

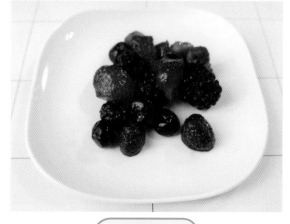

50g

5 果物

0.5 カーボ

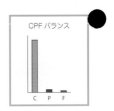

糖　　質：5.2 g
エネルギー：26 kcal

107 ブルーベリー（50g）

5 果物

0.5 カーボ

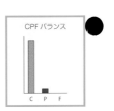

糖　　質：5.1 g
エネルギー：26 kcal

108 ベリーミックス（50g）

● 109 メロン（露地）

皿：16cm×16cm

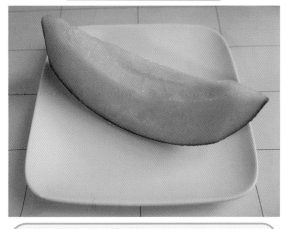

1/8 カット 210g（可食部 120g）

● 110 マンゴー

皿：12cm×12cm

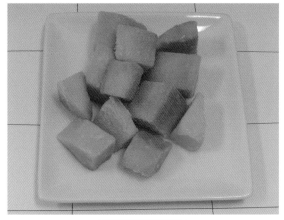

100g

1.0 カーボ

糖　　質：12.0 g
エネルギー：50 kcal

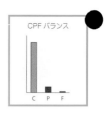

CPF バランス
C　P　F

109 メロン（露地）〔1/8カット210g（可食部120g）〕

1.5 カーボ

糖　　質：15.0 g
エネルギー：65 kcal

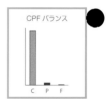

CPF バランス
C　P　F

110 マンゴー（100g）

● 111 　もも　　皿：16cm×16cm

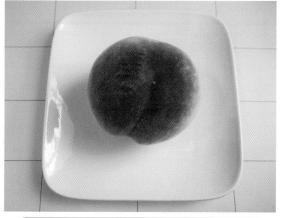

約270g（可食部約230g）

● 112 　パイナップル　　皿：16cm×16cm

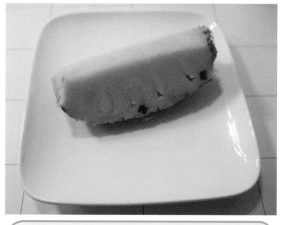

1/6カット140g（可食部90g）

2.0 カーボ

糖　　質：21.0 g
エネルギー：93 kcal

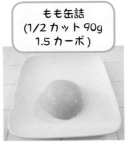

CPF バランス

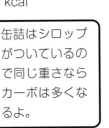

もも缶詰
(1/2 カット 90g
1.5 カーボ)

缶詰はシロップがついているので同じ重さならカーボは多くなるよ。

111 もも〔約 270 (可食部約 230g)〕

1.0 カーボ

糖　　質：11.0 g
エネルギー：46 kcal

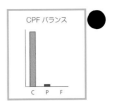

CPF バランス

パイナップル缶詰
(1 枚 40g　1.0 カーボ)

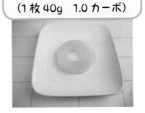

缶詰はシロップがついているので同じ重さならカーボは多くなるよ。

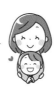

112 パイナップル〔1/6 カット 140g (可食部 90g)〕

● 113　すいか

皿：16cm×16cm

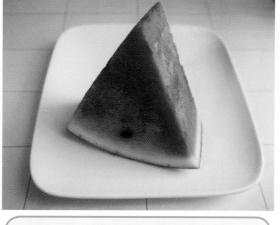

1/24 カット 190g（可食部 110g）

● 114　いちじく

皿：16cm×16cm

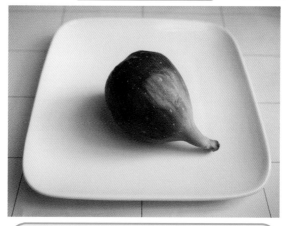

中 1 個 90g（可食部 75g）

5

果物

1.0 カーボ

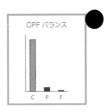

糖　　質：11.0 g
エネルギー：40 kcal

他の果物に比べて水分が多いから重さの割にカーボは少ないよ。

113 すいか〔1/24 カット190g（可食部110g）〕

5

果物

1.0 カーボ

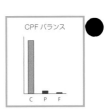

糖　　質：10.0 g
エネルギー：40 kcal

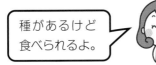

種があるけど食べられるよ。

114 いちじく〔中1個90g（可食部75g）〕

115　デラウェア

皿：16cm×16cm

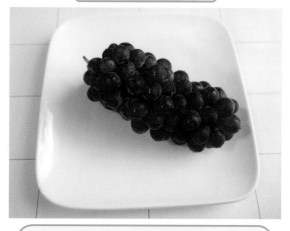

1房180g（可食部150g）

116　フレームシードレス

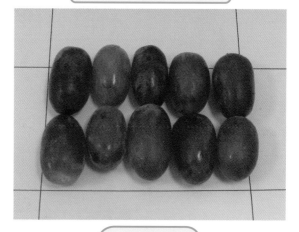

55g

2.5 カーボ

糖　　質：23.0 g
エネルギー：89 kcal

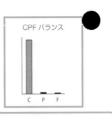

巨峰
（5 粒可食部 55g　1.0 カーボ）

干しぶどう
（12g　1.0 カーボ）

巨峰でも栄養価
は同じだよ。

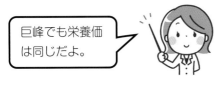

115 デラウェア
〔1 房 180g（可食部 150g）〕

1.0 カーボ

糖　　質：8.3 g
エネルギー：32 kcal

種もないし，皮
のまま食べられ
るブドウだよ。

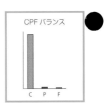

116 フレームシードレス（55g）

● 117　和梨

皿：16cm×16cm

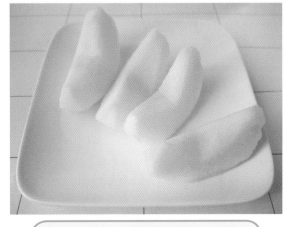

205g（可食部175g）

● 118　かき

皿：16cm×16cm

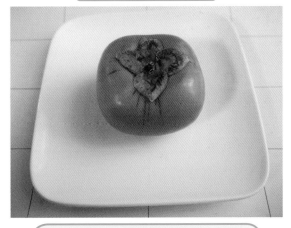

190g（可食部170g）

2.0 カーボ

糖　　質：18.2 g
エネルギー：75 kcal

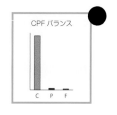

洋梨のほうが和梨よりカーボが多いよ。

洋梨（290g 可食部 160g　2.0 カーボ）

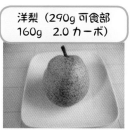

117 和梨〔205g（可食部175g）〕

2.5 カーボ

糖　　質：24.0 g
エネルギー：100 kcal

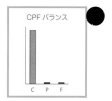

118 かき〔190g（可食部170g）〕

● 119　　りんご

皿：16cm×16cm

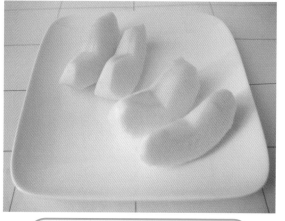

120g(可食部105g)

● 120　　みかん

皿：16cm×16cm

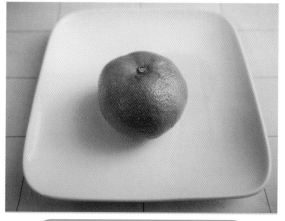

95g（可食部70g）

1.5 カーボ

糖　　質：13.8 g
エネルギー：57 kcal

CPF バランス

C P F

119 りんご〔120g（可食部105g）〕

1.0 カーボ

糖　　質：8.0 g
エネルギー：32 kcal

CPF バランス

C P F

缶詰はシロップ
がついているの
で同じ重さなら
カーボは多くな
るよ。

みかん缶詰
（35g　0.5 カーボ）

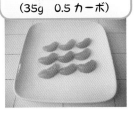

120 みかん〔95g（可食部70g）〕

14

6 菓子パン

121　コロネ（チョコクリーム）

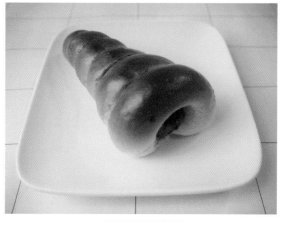

約 60g

122　あんぱん

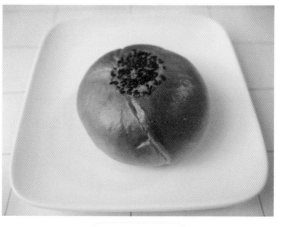

約 70g

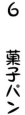

6

菓子パン

6

菓子パン

47

2.5 カーボ

CPF バランス

糖　　質：24.9 g
エネルギー：202 kcal

121 コロネ（チョコクリーム）（約60g）

3.5 カーボ

CPF バランス

糖　　質：33.2 g
エネルギー：196 kcal

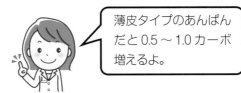

薄皮タイプのあんぱん
だと 0.5〜1.0 カーボ
増えるよ。

122 あんぱん（約70g）

123　栗のデニッシュ

皿：16cm×16cm

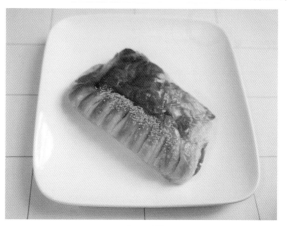

(参考：阪急ベーカリー)

約 60g

124　デニッシュ (アップルカスタード)

皿：16cm×16cm

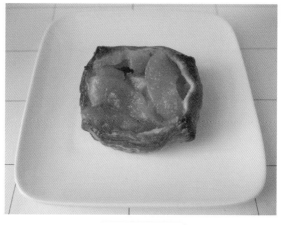

約 130g

3.0 カーボ

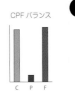

糖　　質：32.1 g
エネルギー：285 kcal

> 生地はカーボが少ないけど,
> 栗あんの分でカーボが増えて
> いるんだね。

123 栗のデニッシュ（約60g）

5.0 カーボ

CPF バランス

糖　　質：48.0 g
エネルギー：310 kcal

124 デニッシュ（アップルカスタード）（約130g）

● 125　チョコデニッシュ

皿：16cm×16cm

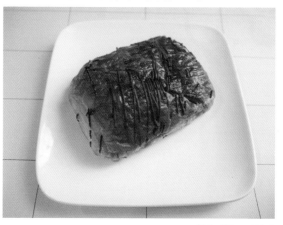

(参考：阪急ベーカリー)

約 75g

● 126　シナモンロール

皿：16cm×16cm

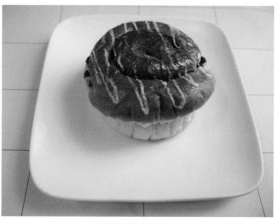

(参考：阪急ベーカリー)

約 65g

2.5 カーボ

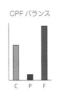

糖　　質：25.8 g
エネルギー：281 kcal

> バターをたっぷり使った生地なので重さの割にカーボは少ないよ。

125 チョコデニッシュ（約 75g）

4.0 カーボ

糖　　質：39.9 g
エネルギー：248 kcal

> パンの上に砂糖をたっぷり使ったアイシングがかかっているのでカーボが多いよ。

126 シナモンロール（約 65g）

● 127 メロンパン

皿：16cm×16cm

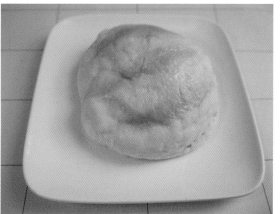

約 70g

● 128 フルーツサンド（いちご）

皿：16cm×16cm

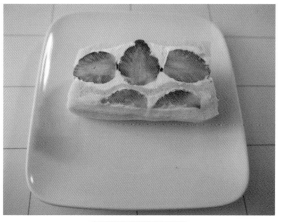

約 100g

4.0 カーボ

CPF バランス

C　P　F

●

糖　　質：40.7 g
エネルギー：256 kcal

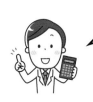

メロンパンは，パン生地の上にクッキー生地がのっているからカーボが多くなるんだよ。

127 メロンパン（約70g）

2.5 カーボ

CPF バランス

C　P　F

●

糖　　質：23.2 g
エネルギー：170 kcal

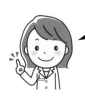

果物の種類や量によってもカーボは変わるよ。

クリームたっぷりのものもあるんだよ。

128 フルーツサンド（いちご）（約100g）

かんたん カーボフラッシュカード デザート編

定価（本体 2,600円＋税）

2021年1月20日　初版発行

責任編集　川村　智行
発 行 者　河田　昭公
発 行 所　合同会社 クリニコ出版
〒101-0051 東京都千代田区
神田神保町2-14 朝日神保町プラザ1109号室
Tel：03-5357-1133
Fax：03-5357-1155
http://clinica-pub.com/
印　　刷　中央精版印刷株式会社
制　　作　KSt

ISBN978-4-910396-07-1 C3047 ￥2600E